EMPLOI DU CHLORATE DE POTASSE

DANS LE TRAITEMENT

DE LA

STOMATITE ULCÉREUSE.

NOTE

SUR L'EMPLOI DU CHLORATE DE POTASSE

DANS LE TRAITEMENT

DE LA

STOMATITE ULCÉREUSE

(ULCÉRO-MEMBRANEUSE — COUENNEUSE)

PAR

M. BERGERON,

Médecin des hôpitaux civils de Paris,
Médecin traitant à l'hôpital militaire du Roule.

PARIS,

IMPRIMÉ PAR HENRI ET CHARLES NOBLET

Rue Saint-Dominique, 56

1855

NOTE

SUR L'EMPLOI DU CHLORATE DE POTASSE

DANS LE

TRAITEMENT DE LA STOMATITE ULCÉREUSE

(ULCÉRO-MEMBRANEUSE — COUENNEUSE).

———◆———

Le *chlorate de potasse*, employé avec succès par Hunt, et, depuis lui, par la plupart des médecins anglais, dans la gangrène de la bouche, préconisé plus tard par West, et plus récemment encore par le docteur Chanal (de Genève) presque comme un spécifique dans la *stomatite ulcéreuse*, était un médicament à peine connu, ou du moins généralement oublié en France (1), lorsque, au mois de février dernier,

---

(1) D'après les renseignements qui m'ont été fournis dans deux des pharmacies les plus justement renommées de Paris, il paraît que le chlorate de potasse, jusque dans ces derniers temps, n'était guère demandé que pour des expériences de chimie ou de pyrotechnie ; et le fait est d'autant plus surprenant, que les formulaires, les traités de pharmacie et les livres de chimie signalent le chlorate de potasse comme étant employé en médecine contre les maladies syphilitiques, les ulcères gangréneux de la bouche, le scorbut, les dartres et les ulcères atoniques des membres. Il est vrai qu'en 1839 M. Bouchardat (*Éléments de matière médicale*) écrivait à propos de ce sel : « Faut-il mentionner le chlorate de potasse que le Codex a conservé, et qui n'est plus employé aujourd'hui que pour faire des allumettes ? » Mais le même auteur, dans un Formulaire beaucoup plus récent, semble être revenu sur le compte de ce sel.

un des praticiens les plus éminents de Paris, M. Blache, publia dans le *Bulletin général de thérapeutique* (1) une note très-intéressante sur son emploi dans le traitement de plusieurs maladies de la muqueuse buccale. Du reste, M. Blache n'avait lui-même entrepris ses expérimentations, dont les premières remontent au commencement de l'année 1854, que sur la demande de M. Herpin (de Genève), qui, ayant obtenu par le chlorate de potasse des guérisons très-rapides dans la stomatite mercurielle, mais ne voulant néanmoins publier le résultat de ses observations qu'après qu'il aurait été confirmé par des épreuves multipliées, avait prié M. Blache, mieux placé que lui pour expérimenter sur une large échelle, de répéter les expériences. Le médecin de l'Hôpital des Enfants s'empressa de répondre à cet appel, et, quelques jours à peine s'étaient écoulés depuis la communication de M. Herpin, que déjà M. Blache avait pu constater par lui-même les remarquables effets du chlorate de potasse dans la stomatite mercurielle. Quant à la stomatite ulcéreuse, toujours si commune à l'Hôpital des Enfants, elle devait bientôt lui fournir de nombreuses occasions de vérifier la parfaite exactitude des résultats annoncés par West et confirmés depuis par le docteur Chanal.

---

puisqu'il indique la formule de Hunt, en même temps que l'application que le médecin anglais a faite du chlorate de potasse au traitement de la gangrène de la bouche, ainsi que, dès 1847, M. Soubeiran les avait lui-même indiquées dans la troisième édition de son *Traité de pharmacie.*

Quoi qu'il en soit, un fait bien évident, c'est que toutes ces indications étaient comme non avenues, puisque personne n'en tenait compte; et s'il est juste de dire que MM. Rillet et Barthez seuls, parmi les pathologistes, ont mentionné dans la dernière édition de leur livre les travaux de Hunt et de West sur le traitement de la stomatite ulcéreuse, il n'est pas moins juste de reconnaître que c'est à M. Blache que revient cependant le mérite d'avoir le premier répété en France les expériences des médecins anglais et genevois, et que restera sans doute celui d'avoir vulgarisé chez nous l'emploi d'un médicament utile.

(1) Numéro du 15 février 1855.

En effet, du 1er mai 1854 au 15 janvier 1855, onze enfants se sont présentés dans le service de M. Blache, atteints de stomatite ulcéreuse; de ces onze enfants, six ont été traités par la cautérisation avec l'acide hydrochlorique fumant ou par le chlorure de chaux, et cinq par le chlorate de potasse. M. Blache a publié ces cinq faits; et, comme il ne sera pas sans intérêt de les rapprocher de ceux que j'ai observés moi-même, je les reproduis d'une façon sommaire.

Obs. Ire. — *Stomatite ulcéro-membraneuse au quinzième jour.—Traitement par le chlorate de potasse. — Guérison en cinq jours.*

Mercier (Claude), 7 ans, entré à l'Hôpital des Enfants, salle Saint-Paul, n° 5, le 7 novembre 1854; sort du dépôt, où la stomatite ulcéro-membraneuse est endémique. L'enfant est pâle et languissant; souffre dans la bouche depuis quinze jours; haleine fétide; une ulcération ayant à peu près 3 centimètres de longueur sur 2 centimètres de largeur, siège sur la paroi interne de la joue droite : elle est recouverte d'une fausse membrane, épaisse, d'un gris jaunâtre, déchiquetée sur les bords, adhérente à la partie moyenne ; la gencive inférieure est ulcérée du même côté, et les dents commencent à se déchausser. — L'ulcération de la joue est touchée une seule fois avec l'acide hydrochlorique fumant : Potion gommeuse de 100 grammes avec 3 grammes de chlorate de potasse. — 8 novembre, l'haleine a perdu de sa fétidité, l'ulcération a bon aspect; pas de cautérisation; potion *ut suprà*. — 10 novembre, amélioration remarquable ; les fausses membranes ont disparu; l'ulcération a diminué de moitié; *ut suprà*. — Le 12, cinquième jour de traitement, la cicatrisation est complète. — Le 15, on cesse tout traitement; — le 19, l'enfant sort parfaitement guéri.

Obs. II. — *Stomatite ulcéro-membraneuse au dou-*
zième jour. — Guérison en six jours.

Mercier (Pierre), 10 ans, frère du précédent, et sor-
tant aussi du dépôt, entre à la salle Saint-Paul le 7
novembre 1854. L'enfant souffre en mangeant depuis
douze jours; salivation abondante; haleine peu fétide;
ulcération allongée assez profonde, dans le repli gin-
givo-buccal de la lèvre inférieure du côté droit; une
exsudation plastique grisâtre la recouvre: la langue
porte à son bord droit une large ulcération à bords
dentelés, cachée par d'épaisses fausses membranes
jaunâtres. Etat général satisfaisant, cautérisation avec
l'acide hydrochlorique; potion avec 4 grammes de
chlorate de potasse. — Le 9, l'enfant mange sans
souffrir; la fausse membrane a presque complètement disparu; les dentelures de la langue sont moins
marquées; *ut suprà.* — Le 10, la cicatrisation marche rapidement sur la langue et sur le repli gingi-
vo-buccal; *ut suprà.* — Le 13, sixième jour du traitement, la guérison est complète; on continue encore
le chlorate de potasse pendant trois jours à la dose
de 2,0. Le malade sort le 19.

« Dans les trois observations suivantes, ajoute
« M. Blache, le traitement par le chlorate de potasse
« n'a pas été précédé d'une cautérisation avec l'acide
« chlorhydrique, et cependant l'amélioration a été
« aussi rapide et la guérison s'est effectuée dans le
« même nombre de jours. »

Obs. III.—*Stomatite ulcéro-membraneuse au huitième*
jour; guérison en sept jours.

Connot, 7 ans, entre le 5 décembre 1854 au n° 21
de la salle Saint-Paul; habituellement maladif, pâle,
amaigri, a mal à la bouche depuis huit jours; est sans
fièvre, et n'a pas cessé de manger; sur la muqueuse

de la joue gauche, ulcération large de 2 centimètres, s'étendant depuis la commissure labiale jusqu'à l'angle de la mâchoire ; gencive inférieure boursoufflée et ulcérée au niveau de l'incisive latérale, de la canine et de la première molaire ; la langue présente aussi sur son bord gauche une ulcération recouverte de fausses membranes ; haleine très-fétide ; salivation abondante ; potion avec 4,0 de chlorate. Le 7 décembre, plus de fétidité d'haleine ; l'ulcération de la langue est cicatrisée ; celle de la joue présente des bourgeons charnus de bonne nature ; *ut suprà*. — Le 11, septième jour de traitement, l'ulcération est complètement cicatrisée. — Le 14, l'enfant sort parfaitement rétabli.

Obs. IV. — *Stomatite ulcéro-membraneuse, datant d'un mois. — Guérison en six jours.*

Godonnier, 8 ans, entre le 23 décembre au n° 14 de la salle Saint-Paul. Enfant maladif, affecté de stomatite depuis un mois ; joue gauche bouffie ; sur la paroi buccale une large ulcération s'étend depuis la commissure labiale jusqu'au canal de Sténon ; d'épaisses fausses membranes jaunâtres recouvrent une large ulcération du bord gauche de la langue ; la gencive inférieure du même côté est ulcérée ; salivation abondante ; haleine d'une fétidité excessive. — Le 24, on commence le traitement par le chlorate à la dose de 4,0. — Le 25, l'odeur est déjà moins forte ; les ulcérations sont un peu détergées ; *ut suprà*. — Le 28, les ulcérations de la langue et de la joue sont cicatrisées ; au niveau de la canine et de la première petite molaire, il reste un petit liseré ulcéré.—Le 30, la guérison est complète ; l'enfant sort.

Obs. V.— *Stomatite ulcéro-membraneuse au huitième jour. — Guérison en six jours.*

Aimé, 7 ans, entre le 5 janvier 1855 au n° 5 de

la salle Saint-Paul ; a mal à la bouche depuis huit jours. — Le 6, on voit des deux côtés de la bouche, sur la paroi interne de la joue, des ulcérations allongées, d'un centimètre et demi de long, recouvertes de fausses membranes d'un jaune grisâtre ; l'incisive latérale, la canine et les deux petites molaires de la mâchoire inférieure du côté gauche sont ébranlées, déchaussées : chlorate, 4,0. — Le 10, quatrième jour du traitement, les ulcérations sont presque complètement cicatrisées ; *ut suprà*. — Le 12, guérison complète ; la muqueuse est rosée, un peu plus injectée dans les points où existait l'ulcération ; chlorate, 2,0. — Le 18, l'enfant sort guéri.

En résumé, ces cinq malades ont été complètement guéris en cinq ou six jours, tandis que pour les six autres, soumis à l'emploi des caustiques, la durée moyenne du traitement a été de vingt jours. Ces résultats si positifs et si concluants contrastaient d'une manière trop complète avec ceux que donnent le plus souvent les innovations ou les importations thérapeutiques, pour ne pas éveiller vivement l'attention ; aussi, pour ma part, m'étais-je empressé de les consigner dans mes notes, mais sans me douter que je dusse être appelé bientôt à employer, plus fréquemment que M. Blache lui-même, la médication héroïque de West ; j'ignorais alors ce que, depuis, je n'ai pas tardé à apprendre, dans les hôpitaux militaires, c'est que la stomatite ulcéreuse est aussi commune dans l'armée, ou au moins dans l'armée de Paris, qu'elle est rare dans la population civile, après la première enfance.

J'ai pris le service de la deuxième division de fiévreux à l'hôpital du Roule le 1er mai 1855, et c'est le 18 seulement que j'ai constaté pour la première fois, dans mes salles, un cas de stomatite ulcéreuse ; mais, depuis cette époque, les faits se sont succédé presque sans interruption, et aujourd'hui j'ai déjà pu recueillir douze observations.

Mon premier malade, au moment de son entrée (15 mai), présentait un ensemble de phénomènes généraux assez graves et assez caractérisés pour me faire craindre qu'il ne fût au début d'une fièvre typhoïde. Le 17, l'état général n'avait pas changé, mais une détermination locale très-nettement accusée s'était produite du côté de la gorge; les amygdales étaient rouges et tuméfiées, la déglutition douloureuse; le 18, je constate un gonflement considérable de la joue droite, surtout à la partie inférieure, où la peau est tendue, rouge et luisante; à la paroi interne, je trouve la muqueuse très-rouge et creusée d'une vaste ulcération que tapisse, dans toute son étendue, un produit pseudo-membraneux de couleur grisâtre; puis enfin, au centre de ce produit morbide, une plaque noire, adhérente, du diamètre d'une pièce de 20 centimes. Le diagnostic ne pouvait être l'objet d'un doute; aussi pensai-je de suite à employer le chlorate de potasse. Mais ce sel ne figure pas dans la pharmacopée des hôpitaux militaires, et, comme il m'était impossible de m'en procurer immédiatement, je me bornai à prescrire, suivant la méthode classique, les cautérisations, matin et soir, avec l'acide hydrochlorique et un gargarisme chlorhydrique.

Le 19, aucune modification dans l'état général ni dans l'état local; je prescris de nouveau les cautérisations, en regrettant vivement de ne pouvoir encore ce jour-là faire usage du chlorate de potasse. Mais le 20, je pus enfin mettre 500 grammes de ce sel à la disposition de M. le pharmacien en chef de l'hôpital du Roule, qui, avec l'autorisation de M. Boudin, voulut bien, dès le même jour, préparer une potion additionnée suivant la formule que je lui avais fait transmettre.

Dès le lendemain matin (21), je constatais dans l'état du malade une modification frappante: le gonflement de la joue, la fétidité de l'haleine et la douleur avaient notablement diminué; l'ulcération s'était rétrécie de près d'un tiers; elle était manifestement moins profonde ; le malade était sorti de l'abattement profond dont rien jusque-là n'avait pu le tirer ; il jouissait pleinement de son mieux-être. Le 25, il ne restait plus de trace de la plaque gangréneuse, et, le 27, la cicatrisation était complète, le malade mangeait des aliments solides.

Le succès avait surpassé mes espérances ; car ici le cas était grave, et si, dès le début du traitement, j'étais tranquille sur son issue, du moins pouvais-je craindre que sa durée ne dépassât de beaucoup la moyenne indiquée par M. Blache : elle ne l'a dépassée que d'un jour.

Ce premier résultat était d'autant plus précieux pour moi, que, en raison même de la gravité du fait, il m'autorisait complètement à n'employer désormais d'autre traitement que celui qui venait de me donner un si rapide succès. Depuis cette époque, en effet, j'ai traité exclusivement par le chlorate de potasse tous les cas qui se sont présentés dans ma division, et c'est encore à cette médication qu'ont été soumis, sur ma demande, obligeamment accueillie par M. Bonnafont, six malades de la division des blessés atteints de stomatite ulcéreuse. Dans tous ces cas, les résultats ont été si constamment heureux, qu'ils ont paru à M. le médecin en chef de l'hôpital mériter d'être consignés dans un rapport, dont ce travail n'est en définitive que la reproduction.

Les observations recueillies, soit dans ma division, soit dans celle des blessés, sont au nombre de douze (1) ;

---

(1) En réalité, depuis le mois de mai, vingt et un malades atteints de stomatite ulcéreuse ont été traités par le chlorate de potasse, à l'hôpital du Roule ; par suite de circonstances indépendantes de ma volonté, sur ces vingt et un faits, il n'y en a que douze dont les observations aient été recueillies complètement et jour par jour ; ce sont les seuls que je veuille citer dans ce travail ; mais les neuf autres, sur lesquels je possède d'ailleurs des notes exactes quant à la durée du traitement, confirment de la manière la plus complète ceux que je publie.

De ces neuf derniers faits, quatre ont été observés dans le service des blessés.

et, pour ne pas donner à cette note des proportions démesurées, je me bornerai à les résumer ici d'une manière très-sommaire.

Mais si, comme il est permis de le présumer, les cas de stomatite ulcéreuse continuent à être aussi fréquents à l'hôpital du Roule qu'ils l'ont été depuis le mois de mai, il est évident qu'en quelques mois j'aurai pu recueillir un nombre très-considérable de faits, et peut-être alors demanderai-je l'autorisation de les publier, avec tous leurs détails, comme base d'un travail d'ensemble sur la *stomatite ulcéreuse* des adultes. Jusqu'à présent, il est vrai, cette maladie me paraît différer fort peu de celle qu'ont décrite, sous des noms très-divers, les auteurs qui se sont spécialement consacrés à l'étude des maladies de l'enfance ; seulement elle semble se présenter chez l'adulte, ou au moins chez le soldat, avec un caractère de simplicité qui en fait une espèce morbide très-nettement caractérisée, et dont le tableau facile à tracer, si je ne m'abuse, pourra peut-être aider à démêler un peu la confusion qui règne encore aujourd'hui dans l'histoire des stomatites. Quant aux traits caractéristiques de la stomatite ulcéreuse, je n'ai pas besoin de les rappeler ici ; ils sont parfaitement connus de tous les médecins militaires, qui, sur les billets d'entrée, désignent invariablement la maladie par le nom de *stomatite ulcéreuse*, et jamais sous ceux de *stomatite gangréneuse*, *stomatite ulcéro-membraneuse*, *stomatite couenneuse*, qui, dans la monographie de M. Taupin, dans le livre de MM. Rilliet et Barthez, et dans celui de MM. Hardy et Béhier, s'appliquent à la même maladie et tendent nécessairement à jeter une certaine confusion dans les idées de ceux qui n'ont pas encore observé par eux-mêmes. La *stomatite ulcéreuse*, en effet, peut se compliquer de gangrène, ma première observation en est un exemple ; mais elle n'est pas la *gangrène de la bouche*, la *stomacace*, la *stomatite gangréneuse* ; elle peut encore, sous l'influence de certaines constitutions, se compliquer de *diphthérite* ;

mais elle n'est point la *stomatite diphthéritique* ou couenneuse; elle n'est pas davantage une *stomatite suraiguë*, elle est une *stomatite ulcéreuse* d'emblée, une maladie *sui generis*, j'ai presque dit une *maladie spécifique*. Or, c'est dans cette maladie seulement que j'ai employé le chlorate de potasse, et il est essentiel que je le fasse remarquer ici, afin d'éviter toute méprise, et, par suite, d'éviter tout mécompte à ceux qui voudraient répéter les expériences. M. Herpin (de Genève) avait conçu l'espoir de trouver dans le chlorate de potasse un *spécifique* des maladies de la bouche ; j'ai quelque raison de craindre que les faits ne justifient pas cette espérance : ce qui me paraît hors de doute, c'est l'efficacité du médicament dans la *stomatite ulcéreuse ;* pour le moment je ne vais pas au-delà, et je tiens à bien marquer le point auquel je m'arrête.

OBSERVATIONS.

Observation I. — Salle X, n° 2.

Aguesse, 25 ans, fusilier au 41ᵉ, caserné à Courbevoie, tombé malade le 11 mai, entré à l'hôpital le 15. — Phénomènes généraux de la fièvre typhoïde au début.—Le 17, je constate une rougeur vive avec tuméfaction des amygdales.—Le 18, apparition sur la muqueuse buccale, à droite, d'une vaste ulcération avec plaque gangréneuse au centre ; gonflement très-douloureux de la joue ; salivation abondante ; fétidité repoussante de l'haleine. — Cautérisation matin et soir avec l'acide hydrochlorique ; gargarisme chlorhydrique.—Le 19, même état ; cautérisations.—Le 20, les cautérisations sont suspendues; *chlorate de potasse* 4,0 dans une potion simple à prendre en quatre fois dans le courant de la journée. Gargarisme émollient.—Le 21, soulagement considérable; la tuméfaction de la joue, la fétidité de l'haleine, la salivation, la douleur ont diminué; l'ulcération a diminué d'un tiers; *ut suprà.*—Le 24, une partie de la plaque noire gangréneuse a disparu.—Le 25, il n'en reste plus de trace. — Le 26, l'ulcération, complètement détergée, n'est plus indiquée que par une dépression à peine sensible de la muqueuse; 2,0 de *chlorate de potasse.* — Le 27, cicatrisation complète. — Le chlorate de potasse est suspendu. Le malade, resté dans les salles jusqu'à la fin de juillet, d'abord pour une scarlatine, puis pour des douleurs rhumatismales, n'a pas présenté de récidive.

Observation II. — *Salle X, n° 15.*

Bouquet, 22 ans, fusilier au 90°, caserné à la Pépinière. Constitution robuste, bonne santé habituelle. Tombé malade le 26 mai.— Entré à l'hôpital le 30.— Au début, douleur vive dans la bouche et à la gorge; anorexie ; pas de mouvement fébrile appréciable pour le malade. — Etat stationnaire jusqu'au jour de l'entrée, où je constate, à la visite du soir : gonflement de la joue gauche ; engorgement ganglionnaire, salivation abondante ; fétidité de l'haleine ; douleurs vives, exaspérées par la pression de la joue; rougeur du pilier antérieur du voile du palais, à gauche; trois ulcérations sur la muqueuse pariétale gauche ; la plus vaste a trois centimètres d'arrière en avant sur un centimètre et demi de hauteur; bords saillants, rouges, plaque pseudo-membraneuse, grise, adhérente au centre, se détachant sur les bords..... Les autres ulcérations sont beaucoup moins profondes. Dès le soir, je fais prendre la potion au chlorate de potasse 4,0. — 31 mai. Amélioration extraordinaire; l'ulcération du fond, la plus vaste, *a diminué des trois quarts;* les autres sont devenues beaucoup plus superficielles; plus de douleur ni de salivation; la fétidité et le gonflement ont considérablement diminué; *ut suprà.* — 2 juin. Il ne reste plus qu'une petite ulcération en arrière de la commissure ; potion avec 2,0 seulement de chlorate de potasse. — 5. Cicatrisation complète. — On cesse le chlorate de potasse.

Observation III.—*Salle III, n° 32.*

Frémont, 21 ans, caporal au 3ᵉ, caserné au fort de l'Est. Entré à l'hôpital le 24 juin, malade depuis cinq jours ; traité à la chambre pour une angine ; guéri de son angine, mais éprouvant encore du malaise, de l'anorexie, et se plaignant de souffrir beaucoup dans la bouche, surtout quand il remue les mâchoires.—25. Rougeur vive de la muqueuse buccale; ulcération linéaire superficielle sur le repli gingivo-labial inférieur, très-douloureuse au toucher. Au niveau des deux incisives droites (inférieures), le bord gingival est lui-même exulcéré. Tout-à-fait en arrière, à droite et à gauche, ulcération qui s'étend de la dernière molaire supérieure à la molaire inférieure correspondante ; un centimètre et demi de large, surface irrégulière, grisâtre, saignante.—Salivation peu abondante, haleine peu fétide.—Etat général satisfaisant. Chlorate de potasse 4,0 ; gargarisme émollient.—27. *L'ulcération de la lèvre inférieure a disparu.* Les ulcérations du fond de la bouche ont diminué des deux tiers. Muqueuse buccale devenue rosée. —*Suppression complète de la salivation et de la fétidité.*

3 juillet. Depuis le 29, il n'y a plus d'ulcérations, mais lorsqu'on presse le tissu gingival qui entoure les dernières molaires inférieures droite et gauche, on fait suinter du pus.—Jusque-là le chlorate avait été continué, dans l'espoir qu'il atteindrait la cause de cette suppuration. Mais il devient évident que cette suppuration est complètement indépendante de la stomatite, et qu'elle n'est en définitive qu'une variété de la maladie décrite sous le nom de *Pyorrhée interalvéolodentaire.* Le chlorate de potasse est donc suspendu, et il est certain que j'aurais pu le suspendre plus tôt; dès le 29, il avait produit tout ce

qu'il pouvait produire. Frémont, soumis dès ce moment au chlorure de chaux sec, sort le 9 complètement guéri.

Observation IV.—Salle X, n° 31.

Boulanger, 25 ans, fusilier au 44e, caserné à Courbevoie. Tombé malade le 25 juin, entré au Roule le 28.—Le 25, malaise général, un peu de céphalalgie. —Le 26, même état général, déglutition difficile plutôt que douloureuse. — 27, Rien de changé. — Le 28 au soir, je constate l'état suivant : état général satisfaisant ; rougeur vive de tout l'isthme du gosier, sans gonflement des amygdales ; le pilier postérieur droit est, dans toute sa hauteur, le siège d'une ulcération peu profonde qui se porte en haut et en avant pour occuper ensuite tout le bord droit de la luette, très-rouge elle-même et comme étalée, sans être d'ailleurs démesurément allongée ; l'ulcération, dans toute sa longueur, n'a guère que quatre millimètres de large ; elle est recouverte d'une fausse membrane blanchâtre, ponctuée au niveau de la luette de petites taches ecchymotiques.—Le 29, on commence le chlorate de potasse.—Le 30, *l'ulcération s'est rétrécie de moitié*, mais elle a conservé sa longueur.

2 juillet. *L'ulcération est cicatrisée au niveau du pilier*. Il ne reste plus à la luette qu'un mince liseré blanchâtre.—1,0 seulement de chlorate de potasse.— Le 3, tout a disparu (1). Le malade sort le 5.

Observation V.—Salle III, n° 21.

Floud, 23 ans, voltigeur au 3e, caserné au fort de La Briche. Tombé malade le 27 juin ; douleurs dans

---

(1) S'il est un cas où la dénomination de stomatite *ulcéro-membraneuse* adoptée par MM. Rillet et Barthez soit complètement applicable, c'est certainement celui-là. En effet, la couche pseudomembraneuse qui recouvrait l'ulcération avait une apparence

la bouche sans aucun phénomène général ; tuméfaction instantanée de la joue. Entré au Roule le 29. Ce même jour, à la visite du soir, je constate : joue droite très-tuméfiée; empâtement œdémateux au niveau du maxillaire inférieur. Pression douloureuse. Muqueuse buccale d'un rouge vif à droite, creusée de deux ulcérations, dont une en arrière très-vaste et très-profonde (deux centimètres et demi d'arrière en avant sur un centimètre de hauteur). Plusieurs autres ulcérations plus rapprochées de la commissure. Les deux plus vastes sont recouvertes d'un produit pseudo-membraneux grisâtre (1) de consistance semi-purulente dans certains points, résistant et adhérent dans d'autres ; les petites ulcérations sont simplement tapissées par une pellicule blanchâtre. La gencive du même côté, très-rouge, très-tuméfiée, est ulcérée au niveau des deux premières molaires.— Salivation abondante, haleine fétide, goût insuppor-

---

de cohésion et surtout un aspect lisse assez différent de la consistance semi-diffluente et de l'aspect irrégulier que l'on observe d'ordinaire dans le produit morbide qui recouvre les ulcérations pariétales ou gingivales; peut-être cette dissemblance d'aspect extérieur n'a-t-elle d'autre raison d'être que la différence de siège : l'absence de pression à la luette pourrait, en effet, expliquer jusqu'à un certain point pourquoi la surface de l'ulcération et du produit morbide qui la recouvre ne présente pas sur ce point les mêmes inégalités qu'aux gencives et aux parois buccales.

(1) Cette expression de *produit pseudo-membraneux* dont je me suis servi à plusieurs reprises, et que j'emploierai encore, semble bien justifier le nom que MM. Rillet et Barthez ont donné à la maladie (*stomatite ulcéro-membraneuse*); et, en effet, il est difficile de trouver un autre mot pour donner une idée nette de ce produit morbide, moins résistant que la couenne diphthéritique, plus consistant que le pus, dont il a très-souvent la couleur et l'aspect, et qui, plus semblable au bourbillon du furoncle, contracte avec le fond de l'ulcération qu'il recouvre des adhérences quelquefois assez résistantes. Mais, d'une part, ce produit morbide n'existe pas toujours, et, d'autre part, l'ulcération est la lésion caractéristique, essentielle, de la maladie ; de telle sorte qu'on peut, je crois, s'en tenir au nom de *stomatite ulcéreuse*, sans ajouter encore un mot qui, sans utilité d'ailleurs, a de plus l'inconvénient de rappeler immédiatement à l'esprit la diphthérite, dont, encore une fois, la stomatite ulcéreuse est parfaitement distincte.

table dans la bouche, anorexie, pas de fièvre. Gargarisme émollient. — Le 30, aucun changement. Potion avec 4,0 de chlorate de potasse. — *Le même jour*, à la contre-visite (quatre heures de relevée), je constate une *amélioration incontestable.* —Gonflement et gêne beaucoup moindres. Le malade, qui, malgré mes recommandations, a pris en deux gorgées toute sa potion, n'en éprouve cependant aucun effet physiologique appréciable.

1er juillet. Progrès encore plus frappants. Les trois ulcérations antérieures ont disparu ; *ut suprà.* — 2. L'ulcération postérieure qui persiste n'a pas beaucoup diminué d'étendue, mais elle s'est complètement détergée. Chlorate de potasse 2,0.—4. L'ulcération a disparu, elle est remplacée par une sorte de bourrelet de bourgeons charnus qui dépassent la muqueuse. —Chlorate de potasse 1,0. — 7. Le retard de la cicatrisation n'est dû qu'à la saillie des bourgeons; j'aurais pu suspendre depuis trois jours le chlorate.—Je le suspends aujourd'hui, et je fais toucher avec la pierre. — 9. Sort guéri.

Observation VI. — Salle X, nº 14.

Paganet, 23 ans, fusilier au 41e, caserné au Mont-Valérien. — Entré au Roule le 6 juin pour une diarrhée rebelle. Après plusieurs alternatives de constipation et de diarrhée, Paganet entrait en convalescence, lorsque, le 22 juin, il fut pris d'accidents fébriles; point pleurétique combattu par les ventouses et un vésicatoire volant.—25. La fièvre a cessé, mais des douleurs se sont montrées dans les mollets; les gencives sont tuméfiées, fongueuses, violacées, saignantes; le visage est légèrement bouffi, pâle, pas d'ecchymoses. — Traitement anti-scorbutique. — 29. Tous les accidents fébriles ont cessé ; le scorbut est stationnaire ; appétit assez vif, mais que Paganet dit ne pouvoir satisfaire à cause des douleurs que lui cause la mastication. *Ut suprà.* — 30. Douleurs plus vives;

joue gauche énormément tuméfiée, douloureuse à la pression ; salivation abondante, fétidité horrible de l'haleine ; à la paroi interne, vaste ulcération longue de près de trois centimètres, caractéristique.—Potion avec 4,0 de chlorate de potasse, gargarisme émollient.

1er juillet. *Modification extraordinaire*, dont le malade a parfaitement conscience, et que l'expression de son visage annonce d'avance. — L'ulcération a diminué d'étendue dans tous les sens ; douleurs beaucoup moins vives. — 5. Après le travail ordinaire de détersion et de réparation, *cicatrisation complète*.

Le malade, resté d'abord dans les salles pour une réapparition de sa diarrhée, puis pour une bronchite suraiguë, est mort dans les premiers jours d'août par suite de son entérite chronique, sans avoir offert de récidive.

Observation VII.— Salle III, n° 35.

Barbaud, 22 ans, fusilier au 77e, caserné au fort d'Aubervilliers, au service depuis neuf mois, ayant mal à la bouche depuis trois semaines. Traité par les cautérisations avec le crayon de nitrate d'argent. Le 27 juin, avait encore un peu mal à la bouche; pris de fièvre à la suite d'une promenade militaire ; la joue se tuméfie, ce qui n'est pas encore arrivé.

Barbaud entre au Roule le 1er juillet, n'ayant fait autre chose que de boire de la tisane.—Le 2, gonflement de la joue gauche, engorgement ganglionnaire; à la paroi interne deux ulcérations, une inférieure s'avançant jusqu'à trois centimètres en avant de la dernière molaire, au niveau de laquelle elle commence; l'autre supérieure, moins étendue, mais plus profonde; produit pseudo-membraneux caractéristique, en apparence plus mou que d'ordinaire à son centre, mais néanmoins adhérent; salivation peu abondante, haleine fétide.—Potion avec 4,0 de chlorate de potasse. — 3 juillet, *le gonflement a diminué de moitié*.—La moitié anté-

rieure de l'ulcération inférieure a disparu ; la supérieure est beaucoup moins profonde; plus de douleurs;
moins de salivation; la fétidité est restée la même.—
5. Plus de trace de l'ulcération supérieure; l'inférieure,
de beaucoup diminuée, s'est surtout détergée; elle est
presque de niveau avec la muqueuse buccale, et cou-
verte d'une pellicule blanchâtre.—6. Bourrelet sail-
lant à la place de l'ulcération. *Ut suprà.* —7. J'ai
évidemment ici la répétition du fait de Floud (observation V); j'aurais pu suspendre le chlorate le 6, et
cautériser avec le crayon, ce que je fais aujourd'hui.
— 9. Sort guéri.

Observation VIII. — *Salle II, n° 29. Division des
blessés.*

Girard, 24 ans, fusilier au 3ᵉ, caserné à Saint-
Denis (grande caserne), au service depuis 16 mois;
a fait la campagne de la Baltique; à la suite d'une
chute du haut du rempart, à Cherbourg, fracture du
cubitus; depuis, exempté d'une partie de son service,
Girard monte la garde seulement. La maladie actuelle,
dont le début remonte à trois semaines, s'est an-
noncée par de l'anorexie, de la céphalalgie, sans fièvre
appréciable; douleurs dans les gencives; au bout de
trois jours gonflement de la joue gauche, salivation
abondante, cautérisations répétées sept ou huit fois
dans l'espace de quinze jours sans amener aucun
changement.
    Entré au Roule le 10 au soir.—Le 11, sur l'in-
vitation de M. Bonnafont, j'examine le malade : joue
gauche tuméfiée, ganglions engorgés, douloureux,
dents saines, muqueuse buccale d'un rouge vif à
gauche, creusée d'une ulcération caractéristique qui
occupe tout l'espace compris entre les deux dernières
molaires supérieure et inférieure, envahissant la
paroi buccale sur une étendue de près de deux centimètres. En bas, l'ulcération enveloppe la dernière
molaire comme dans l'observation de Frémont

2

(obs. III); haleine d'une fétidité repoussante, salive abondante; le malade déclare ne pouvoir l'avaler sans avoir des nausées ; 4,0 de chlorate de potasse. — Dès le soir, le malade affirme qu'il souffre moins. — 12. *Ulcération diminuée d'un tiers*, salivation moins abondante et moins fétide; *ut suprà.*—13. Ulcération complètement détergée, fond rouge, granuleux ; *ut suprà*. — 15. *Cicatrisation complète, si ce n'est au pourtour de la dernière molaire* inférieure ; douleurs, salivation, fétidité, gonflement ont complètement disparu depuis le 14. — 18. Lorsqu'on presse la muqueuse au niveau de la dernière molaire, on fait suinter du pus. — La stomatite ulcéreuse était évidemment guérie; on aurait pu suspendre le chlorate de potasse; il y a là *pyorrhée.* — 20. On supprime le chlorate de potasse et on applique la poudre de chlorure de chaux. — 23. Sort guéri. — Il y a eu neuf jours de traitement, mais en réalité on ne devrait compter que sept jours. Dès le 18, on pouvait considérer la stomatite ulcéreuse comme parfaitement guérie.

Observation IX. — Salle XII, n° 15.

Lefèvre, 29 ans, fusilier au 3e, caserné au fort de La Briche. Malade depuis le 10 juillet, à la suite d'un refroidissement. Phénomènes généraux, tels que céphalalgie, malaise, et, dès le même soir, douleurs dans les gencives. Le lendemain, bouche tellement douloureuse qu'il ne pouvait ni parler ni manger; salivation extrêmement abondante, insomnie. Depuis ce jour, cautérisations quotidiennes, et même parfois matin et soir, avec la pierre infernale, sans aucune amélioration.

Entré à l'hôpital le 18 juillet. — Le 19, stomatite générale suraiguë, rougeur de toute la muqueuse buccale, tuméfaction considérable des gencives, surtout en bas et à droite au pourtour d'une dent cariée, dont l'alvéole est en suppuration, mais antérieurement à la maladie actuelle ; langue tuméfiée, salivation excessivement abondante, fétidité extrême de l'haleine ; à la face inférieure de la langue, deux ulcérations grisâtres, saignantes. —Chlorate de potasse, 6,0.—20. *Le malade a dormi toute la nuit pour la première fois depuis huit jours.* — Amélioration locale incontestable ; *ut suprà.* —23. Plus d'ulcérations ; elles sont remplacées par un bourrelet linéaire rouge ; salivation presque nulle , muqueuse rosée, fétidité nulle ; commence à manger (4,0 seulement). — 25. *Il ne reste plus que la tuméfaction de la gencive inférieure droite, autour de la dent cariée.* — 28. Le chlorate de potasse, que l'on suspend seulement aujourd'hui , aurait pu l'être dès le 24 ou le 25 ; je l'ai continué dans l'espoir qu'il agirait sur la gingivite qui persiste ; mais il y a là une cause locale permanente : la dent cariée.—30. La dent est enlevée. —Lefèvre sort guéri dans les premiers jours d'août.

Observation X. — Salle II, n° 46. — Division des blessés.

Métivier, 22 ans, fusilier au 77ᵉ, caserné au fort de Noisy, au service depuis deux ans. Entré au Roule le 22 juillet; a été pris déjà deux fois, depuis sept semaines, du même mal, qui a duré quinze jours à peu près chaque fois, malgré l'emploi des gargarismes chlorhydrés. Sorti pour la dernière fois, depuis une huitaine de jours. — Trois jours après sa sortie, phénomènes fébriles. — Le surlendemain, douleurs dans la bouche beaucoup plus vives que dans les atteintes précédentes. — 20. Cessation des phénomènes généraux , aggravation des phénomènes locaux jusqu'au 22, jour de l'entrée.—23. Sur l'invitation de M. Bonnafont, j'examine le malade : joue gauche très-tuméfiée, ganglions engorgés, douleurs vives, salivation abondante, fétidité, groupe d'ulcérations caractéristiques sur la paroi gauche jusqu'à la commissure ; gencives ulcérées au niveau des incisives supérieures et inférieures, dents saines. — Potion avec 6,0 de chlorate de potasse.—24. *Amélioration notable;* l'ulcération la plus profonde est de niveau avec les autres; toutes sont détergées; *ut suprà.* —25. Toutes ces ulcérations, qui se confondaient par leurs bords, sont isolées et réduites des trois quarts; *ut suprà*, mais avec 4,0 seulement.—26. Il ne reste que deux taches sur la paroi buccale; gencives normales; le malade se trouve admirablement bien : jamais, depuis sept semaines, il n'a eu un bien-être local aussi complet. — 28. *Tout a disparu.*—Le chlorate de potasse eût dû être supprimé dès le 26; c'est par erreur qu'il a été continué jusqu'à ce jour.

Observation XI. — Salle IX, n° 20.

Picgay, 22 ans, fusilier au 3°, caserné à Saint-Denis. Tombé malade le 19, entre au Roule le 23. Au service depuis treize mois. Le 19, frissons, céphalalgie, anorexie, douleur des gencives.—Le 20, les phénomènes généraux s'amendent, l'état de la bouche reste stationnaire, peut-être même les douleurs deviennent-elles un peu plus vives.—24. Céphalalgie, engorgement des ganglions ; muqueuse de la lèvre inférieure rouge, trois ulcérations grisâtres, salivation abondante, haleine fétide, gencive inférieure ulcérée, recouverte de l'enduit grisâtre caractéristique; même état en haut, en avant et en arrière.—Potion avec 4,0 de chlorate.—25. *Le malade dit aller beaucoup mieux.* Modifications locales très-remarquables, surtout aux gencives, *où l'ulcération a pour ainsi dire disparu.* Les ulcérations labiales sont peu modifiées. *Ut suprà.*—26. Disparition complète des ulcérations gingivales. Plus de salivation.— 27. L'ulcération labiale du côté droit a disparu; les autres sont réduites à une simple dépression.—28. A la gencive supérieure en arrière, l'exulcération persiste.—29. Il ne reste plus aux gencives qu'un peu de pyorrhée. Tout élément ulcéreux a disparu; on suspend le chlorate de potasse, et on applique le chlorure de chaux en poudre.

Observation XII. — Salle V, n° 2.

Clerc, 28 ans, sergent-fourrier aux voltigeurs de la garde, au service depuis huit ans, caserné rue de Rivoli. Bonne santé habituelle; malade depuis le 29 juillet; entré à l'hôpital du Roule le 31. Clerc a ressenti, le 29, un malaise général peu prononcé, en même temps qu'un peu de douleur à la gorge ; déglutition difficile; dès le même soir, douleurs dans les gencives et gonflement sous-maxillaire; a néanmoins continué son service.

2 *Août.* Je vois le malade pour la première fois. Etat général satisfaisant ; empâtement sous-maxillaire très-prononcé ; ganglions engorgés, douloureux surtout à gauche; salivation très-abondante, haleine fétide, pas de mauvais goût dans la bouche. Langue rose, humide; muqueuse pariétale et pharyngienne de couleur normale. Au niveau des incisives et des deux premières molaires droite et gauche, la gencive inférieure, d'un rouge vif, est creusée dans les deux tiers de sa hauteur d'une ulcération grisâtre, sanieuse, saignante, que recouvre en partie un produit morbide semi-purulent, piqueté de noir; l'ulcération est extrêmement douloureuse au toucher; le passage seul des aliments réveille, au dire du malade, une douleur insupportable; pas de sommeil depuis le début du mal. Gargarisme émollient; potion avec 4,0 de chlorate de potasse. — 3. Amélioration notable; le malade ne souffre plus, la salivation est beaucoup moindre; les ganglions sont encore tuméfiés, mais l'empâtement du tissu cellulaire a presque disparu ; l'ulcération n'existe plus qu'au niveau de la canine gauche; sur tout le reste de la gencive, elle a disparu; le malade a très bien dormi; *ut suprà.* — 4. Plus de traces d'ulcération; la salivation et la fétidité ont cessé, il ne reste plus

qu'un peu d'engorgement ganglionnaire.—5. Guérison complète; le malade veut sortir, je le retiens à
grand'peine; *ut suprà*.—6. Le malade sort.

Ces faits parlent d'eux-mêmes et me dispensent,
je crois, de tout commentaire. Chez les douze malades, l'administration du chlorate de potasse a été
suivie *immédiatement*, c'est-à-dire dans les vingt-
quatre heures pour la plupart, chez l'un d'eux au
bout de huit heures, chez un autre au bout de dix
heures, d'un soulagement que la physionomie des
hommes me révélait presque toujours avant même
que je les eusse interrogés, et d'une modification
incontestable, parfois extraordinaire, dans l'état des
parties malades. Un soldat (obs. IV) a été guéri en
quatre jours; chez un autre, il est vrai, j'ai donné le
chlorate de potasse pendant dix jours, mais j'aurais pu
le suspendre dès le septième jour, car les ulcérations
avaient disparu; l'élément contre lequel paraît surtout agir le médicament n'existait plus, et je ne l'avais
continué que dans l'espoir qu'il pourrait peut-être
agir aussi contre la tuméfaction gingivale déterminée
par la présence d'une dent cariée (obs. IX). Chez un
autre encore (obs. III), j'aurais pu suspendre dès le
quatrième jour le chlorate de potasse, car la stomatite
ulcéreuse était guérie, et je l'ai vainement employé
quatre jours de plus à poursuivre un mal contre
lequel il me paraît évident maintenant que son
action est nul'e, je veux parler de la *pyorrhée interalvéolodentaire* (1). D'où il suit que, en comptant

---

(1) La pyorrhée alvéolodentaire, très-bien décrite par le docteur Toirac, est une maladie de la bouche très-commune chez
l'adulte et dans toutes les classes de la population, mais qui me
paraît presque universelle dans l'armée; je n'ai pas à rechercher
ni à signaler ici les causes multiples qui probablement engendrent
et entretiennent chez les soldats cet état morbide des gencives;
seulement je tiens à faire remarquer que cet état morbide, essen-

rigoureusement le nombre de jours pendant lesquels le chlorate de potasse a été administré, on arrive à reconnaître que la durée moyenne du traitement a été de 6 à 7 jours (6,45) et de 5 à 6 seulement (5,47), défalcation faite des jours où le chlorate eût pu être supprimé.

Or, si les auteurs ne s'expliquent pas tous d'une manière catégorique sur la durée de la *stomatite ulcéreuse*, il résulte du moins des recherches de plusieurs d'entre eux, que, convenablement traitée, elle ne dure guère moins de 2 à 3 septenaires, et que, traitée d'une manière irrationnelle ou abandonnée à elle-même, elle peut durer plusieurs mois (1). Mais sur ce point, d'ailleurs, les expériences de M. Blache me paraissent on ne peut plus probantes, et il ne sera

---

tiellement chronique, qui existe avant le développement de la gingivite ulcéreuse proprement dite, persiste encore après elle; que le chlorate de potasse est à peu près impuissant à le modifier, et qu'il cède au contraire assez facilement à l'emploi du chlorure de chaux sec, des gargarismes au quinquina et des frictions sur les gencives et sur les dents avec la poudre de quinquina et de charbon. Lors donc qu'après avoir vu disparaître, dans l'espace de cinq à six jours, l'ulcération caractéristique de la stomato-gingivite, on constate aux gencives une rougeur vive du rebord alvéolaire, avec ou sans excoriation superficielle, mais surtout la présence d'une accumulation de tartre à la base des dents, et enfin la sortie d'un pus sanguinolent de l'intérieur de l'alvéole par la pression de la gencive, on peut renoncer au chlorate de potasse; il a guéri la gingivite ulcéreuse, et il ne peut rien contre la pyorrhée; le moment est venu d'employer les topiques que je viens de signaler.

(1) « La durée de la stomatite couenneuse (ulcéro-membraneuse-ulcéreuse) est extrêmement variable : lorsqu'elle n'est pas traitée d'une manière convenable, elle peut durer de un à plusieurs mois.» BLACHE, *Dictionnaire* en 30 vol., t. XXVIII, p. 582.

« Lorsque la maladie est aiguë, la durée varie de un à deux ou même trois septenaires ... Lorsqu'elle est chronique, tous les symptômes persistent et restent stationnaires pendant un ou deux mois.» HARDY et BÉHIER, t. II, p. 151.

« ... C'est à cet état (ulcération), dans lequel la nature est impuissante à amener la guérison par elle-même, que la maladie offre une marche encore lente ; elle est souvent stationnaire pendant plusieurs semaines, pendant plusieurs mois...» BARRIER, chirurgien-major de l'Hôtel-Dieu de Lyon, *Traité pratique des maladies de l'enfance*, t. I, p. 641.

Roche, Valleix, Rilliet et Barthez ne donnent aucun chiffre.

pas sans utilité de les rappeler ici d'une manière très-succincte : *Dans six cas, la stomatite ulcéreuse traitée par les caustiques a eu une durée moyenne de vingt jours; dans cinq cas, le chlorate de potasse a guéri la stomatite ulcéreuse en cinq ou six jours.* Enfin, s'il était besoin d'ajouter de nouvelles preuves à celles qui précèdent, je ferais remarquer que sur les douze malades qui font le sujet de mon travail, quatre avaient été déjà traités sans succès au moment où le chlorate leur a été donné pour la première fois, l'un pendant dix jours (obs. IX), deux pendant trois semaines (obs. VII et VIII), et un autre pendant sept semaines (obs. X).

Il serait superflu d'insister : *le chlorate de potasse*, appliqué au traitement de la stomatite ulcéreuse, *soulage immédiatement et guérit rapidement*, plus rapidement qu'aucune autre médication ; c'est là un fait qui me paraît aujourd'hui incontestable.

Maintenant, le chlorate de potasse est-il aussi héroïque que le pensent MM. Herpin et Blache (1) contre la *stomatite mercurielle ?* J'avoue que sur ce point je ne suis pas encore en mesure d'émettre un avis : les cas de stomatite mercurielle sont extrêmement rares dans les salles de fiévreux ; je pourrais presque dire qu'ils le sont plus encore dans le service des vénériens au Roule, grâce à la prudence et à l'habileté avec lesquelles les mercuriaux y sont administrés par M. le docteur Gimelle ; aussi n'ai-je eu que deux fois l'occasion d'employer le chlorate de potasse contre cette variété de stomatite. Dans le premier cas, il s'agit d'un vénérien qui, après l'usage des pilules de protoïodure pendant quatre ou cinq jours seulement, avait présenté quelques signes de stomatite mercurielle : immédiatement M. Gimelle voulut bien me faire prévenir, et, dès le même jour, le malade prenait la potion avec le chlorate de potasse ; le

---

(1) *Bulletin général de thérapeutique,* 15 janvier, p. 29; — 15 février 1855, p. 126.

surlendemain, la rougeur et le gonflement des gencives avaient disparu : mais il est fort probable que les
choses se seraient passées de même sans le chlorate,
attendu que, au degré où se trouvait cette stomatite.
la guérison est toujours sûre et rapide dès que l'on
cesse l'administration des mercuriaux.

Le second fait a plus de valeur; je vais en résumer l'observation.

Observation. — Salle XI, n° 25.

Marsillon, fusilier au 90ᵉ, d'une bonne santé habituelle, raconte que, le 20 juillet, il a ressenti tout
à coup, dans le côté droit (fosse iliaque), une douleur
extrêmement vive; que, quelques heures plus tard,
il a eu des vomissements et de la diarrhée, et qu'enfin il a été pris d'une fièvre violente. Le lendemain
la douleur était moins vive, mais plus étendue; la
fièvre, les vomissements et la diarrhée persistaient.
Après trois jours d'un état à peu près stationnaire,
les accidents ont paru s'aggraver, et, le 26, le malade
a été dirigé sur le Roule, où je l'ai trouvé le même
soir dans l'état suivant : peau brûlante, sèche, 120
pulsations; langue rouge et sèche; vomissements rares; ventre tendu; matité absolue de toute la fosse
iliaque droite, qui est le siège d'une tumeur volumineuse, très-dure, assez régulièrement arrondie à son
centre, et s'étalant du côté de la région hypogastrique; empâtement des tissus au pourtour de la tumeur, qui, d'ailleurs, est extrêmement douloureuse;
trente sangsues; cataplasmes émollients. — 27. Les
vomissements ont cessé ainsi que la diarrhée; les douleurs sont moins vives; la tumeur n'a pas diminué
de volume; la fièvre est toujours aussi violente;
vingt sangsues; cataplasmes; frictions mercurielles le
soir. — 28. Le mouvement fébrile est moins prononcé; la tumeur a manifestement diminué de volume, elle est aussi moins douloureuse; frictions
mercurielles.

3 août. — Les frictions mercurielles ont été continuées jusqu'à ce jour et ont amené une diminution rapide dans le volume et dans la consistance de la tumeur ; mais hier, pour la première fois, le malade a accusé des douleurs dans les gencives. Aujourd'hui les douleurs sont plus vives ; les gencives sont violacées, gonflées, mais ne donnent pas de sang sous la pression du doigt ; toute la muqueuse buccale est injectée, et, en arrière de la commissure, à droite, elle est creusée d'une ulcération superficielle, à fond blanchâtre ; la langue a augmenté de volume, surtout à droite, où elle porte l'empreinte des dents ; elle est piquetée de rouge sur tout son pourtour, et sa face supérieure est entièrement recouverte d'un enduit jaunâtre extrêmement épais ; à sa face inférieure, elle présente, du côté droit, une ulcération de deux centimètres de long sur un de large, et masquée en partie par un enduit crêmeux non adhérent ; la salivation n'est pas très-abondante ; la fétidité de l'haleine **est** peu prononcée. Je suspends les frictions mercurielles ; gargarismes boratés. — 4. Etat stationnaire ; l'ulcération pariétale semble même s'être un peu élargie ; le malade souffre beaucoup ; il parle avec difficulté : potion avec 4,0 de chlorate de potasse ; frictions sur la tumeur iliaque avec la pommade d'iodure de potassium. — 5. Le malade éprouve peu de soulagement, cependant la langue est moins épaisse, les gencives sont moins injectées ; potion avec 6,0 de chlorate de potasse. — 6. Le malade dit souffrir tout autant ; la salivation est plus abondante ; l'ulcération pariétale n'a pas changé d'aspect, mais il est évident que l'ulcération sublinguale est moins profonde ; *ut suprà.* — 7. L'ulcération pariétale est manifestement amoindrie ; l'ulcération sublinguale, complètement détergée, est recouverte d'une pellicule blanchâtre ; la langue est moins épaisse, mais porte encore l'empreinte des dents ; la gencive supérieure a presque repris sa coloration normale ; l'inférieure est encore très-injectée ; la salivation a diminué depuis hier ; le malade souffre moins de la bouche, mais il se plaint de céphalalgie ; la peau est chaude, en effet, et le pouls qui, depuis plusieurs jours, était retombé à 76, donne ce matin 90 pulsations ; le nez est rouge, tuméfié ; érysipèle commençant ; *ut suprà.* Du reste, le ventre est devenu complètement indolent ; on ne sent plus dans la fosse iliaque qu'un empâtement profond. — 8. Peau chaude et sèche ; 100 pulsations ; l'érysipèle s'est étendu sur les deux joues ; phlyctènes à la base du nez. Le malade dit moins souffrir de la bouche ; et, en effet, la langue a encore diminué de volume ; l'ulcération pariétale et l'ulcération sublinguale ont disparu presque complètement ; la salivation a considérablement diminué, et la langue est même un peu sèche ; mais il faut ici faire la part de l'érysipèle qui est survenu incidemment ; *ut suprà.* — 9. Pouls à 88 ; l'érysipèle s'est étendu seulement à droite. — 11. Etat stationnaire de la bouche, dont le malade ne se plaint plus d'ailleurs ; l'érysipèle a gagné l'oreille droite ; *ut suprà.* — 16. L'érysipèle s'est complètement éteint ; la fosse iliaque, complètement indolente, même à la pression, ne présente plus qu'une induration allongée, profonde ; les fonctions intestinales sont régulières ; la muqueuse buccale a repris sa coloration normale ; la langue est rose, humide, blanche à la base, et paraît avoir repris à peu près son volume normal, bien qu'elle conserve encore l'empreinte des dents, surtout à droite. Je cesse l'emploi du chlorate de potasse ; le malade mange le quart (1).

En résumé, la stomatite mercurielle, sans être ici des plus violentes, ne manquait cependant pas de gravité ; le chlorate de potasse n'a été administré que le troisième jour ; la durée du traitement a été de onze jours : c'est à peu près la durée moyenne des cas légers. Mais ce chiffre s'écarte beaucoup de celui

---

(1) Le malade est sorti le 25 août, complètement guéri de son phlegmon iliaque et de sa stomatite mercurielle.

auquel M. Herpin pense que la durée de la stomatite
mercurielle a été réduite par l'emploi du chlorate,
dans le fait dont il a rapporté l'observation (1); il
s'agit dans ce cas d'un enfant de six ans, atteint de
méningite tuberculeuse, qui, « ...... après avoir pris
en trois jours 1,40 gramme de calomel, qui n'avait
procuré que très-peu d'évacuations, a montré un
léger bourrelet gingival, avec odeur, mais sans rougeur ni salivation. Le deuxième jour de la stomatite,
il y a déjà gonflement et dentelure de la langue,
ulcération, salivation. On commence le chlorate; il
n'a été pris que 2,0 en vingt-quatre heures. Le troisième jour de la stomatite, deuxième du traitement,
la salivation et autres signes continuent à faire des
progrès; 4,0. Le quatrième jour, troisième du traitement, amélioration notable, 4,0. Le cinquième jour,
quatrième du traitement, les progrès de la guérison
sont si marqués, qu'on reprend le calomel; 4,0 de
chlorate de potasse. Le sixième jour, cinquième du
traitement, tout est achevé. » Dans le fait publié par
M. Blache (2), les effets du chlorate de potasse semblent avoir été encore plus prompts. « Un enfant de dix
ans entre à l'hôpital le 12 août 1853, atteint d'une pa-
raplégie ancienne, contre laquelle viennent échouer
toutes les médications employées pour la combattre.
Il était depuis plusieurs mois dans les salles lorsque,
le 5 mars 1854, il fut pris des premiers symptômes
d'une angine couenneuse;—le 8, après trois jours
d'un traitement énergique, on prescrit les frictions
d'onguent napolitain deux fois par jour; les insuffla-
tions d'alun sont continuées, et, toutes les deux
heures, on donne le mélange suivant : calomel, 1,0;
miel, 30,0; et alterner avec alun, 1,0; miel, 30,0;
donnés aussi toutes les deux heures.—Le 9, *ut suprà*.
—Le 10, les gencives sont rouges, gonflées; salivation abondante, haleine fétide, odeur mercurielle

---

(1) Loco citato.
(2) Loco citato.

prononcée. On suspend le calomel et la pommade mercurielle; attouchement avec le nitrate d'argent. —Le 11, les fausses membranes sont moins épaisses que celles des jours précédents; les gencives sont fongueuses, la salivation continue; julep gommeux avec chlorate de potasse, 3,0; second julep avec extrait mou de quinquina, 1,0.—Le 12, l'haleine est moins fétide, les gencives sont encore gonflées; il y a toujours de la salivation; *ut suprà.*—Le 13, les gencives sont moins malades, la salivation a diminué; *ut suprà.*—Le 14, troisième jour du traitement, les gencives sont revenues à l'état normal, la salivation a cessé.—L'enfant, guéri de son angine couenneuse et de sa stomatite mercurielle, succombe le 5 avril à une apoplexie méningée. »

J'ai exposé les faits; et, s'ils ne sont pas tous de nature à entraîner les convictions, ils ont du moins assez de valeur pour encourager de nouveaux essais.

M. Blache a encore expérimenté le médicament dans les angines couenneuses, comme adjuvant du traitement local par les cautérisations, et il lui a semblé que son action avait été efficace. Sur ce point je n'ai qu'un fait, et il me paraît peu favorable à l'emploi du chlorate de potasse : un malade couché au n° 5 de la salle XI, entré pour une fièvre continue bénigne, a été pris, pendant sa convalescence, d'une angine, caractérisée par une rougeur vive des amygdales et du pharynx, avec engorgement des ganglions sous-maxillaires et sécrétion, au niveau des tonsilles et de la luette, d'un produit morbide qui, comme couleur, comme transparence, et comme co- hésion, présentait la plus grande analogie avec la couenne inflammatoire qui recouvre le sang de la saignée chez les rhumatisants. La fièvre était modérée, il n'y avait aucun phénomène d'adynamie, ni aucune tendance appréciable du mal à envahir les fosses na- sales : je crus donc pouvoir me borner à prescrire le chlorate de potasse. Au bout de deux jours, l'état général ne s'était nullement aggravé, il est vrai, mais la sécrétion morbide s'était étendue, en même temps qu'elle était devenue plus épaisse et plus résistante ; je suspendis immédiatement le chlorate, et je cautérisai toutes les surfaces malades avec le crayon de nitrate d'argent. Trois jours plus tard, la muqueuse était débarrassée de la pseudo-membrane, et le malade est sorti de l'hôpital quelques jours après. Un fait, je le reconnais, est insuffisant pour juger une question de ce genre, aussi je me garde bien de tirer de celui-ci une conclusion générale ; je me borne à rapporter ce que j'ai **vu**.

Enfin, il paraît que Odier (à Genève) et M. Socquet (à Lyon) ont appliqué le chlorate de potasse, le premier au traitement de l'ictère simple ou lié à des engorgements du foie ; le second au traitement du rhumatisme aigu, et s'en sont également bien trouvés. Je ne sais, à cet égard, ce que des expérimentations nouvelles pourront nous apprendre, mais je crois que, lors même qu'il serait démontré que l'action du chlorate de potasse est nulle dans les diverses maladies que je viens d'énumérer, il faudrait encore le considérer comme un agent thérapeutique précieux si, comme je le pense, il est, en quelque sorte, un spécifique dans la *stomatite ulcéreuse.*

En effet, si la stomatite ulcéreuse n'a que bien rarement, surtout chez l'adulte, des suites funestes, elle n'en est pas moins une maladie grave, souvent par sa durée, et toujours par la nature de quelques-uns des troubles fonctionnels qui l'accompagnent ; aussi est-ce, à mon sens, un résultat considérable que de pouvoir, à l'aide d'une médication simple et facile, abréger l'une, et en tout cas amoindrir presque immédiatement les autres.

Ce résultat paraît être apprécié déjà dans les hôpitaux d'enfants à sa juste valeur, et il n'est pas besoin de longs développements pour montrer qu'il serait d'une plus grande importance encore pour l'armée, où la stomatite ulcéreuse est pour ainsi dire endémique.

1° *En quelques heures, diminuer la douleur* et *modifier* les deux phénomènes de la stomatite ulcéreuse que les malades supportent le plus difficilement peut-être : *la salivation et la fétidité de l'haleine* (la plupart ont parfaitement conscience de ce dernier symptôme);

2° *Abréger des deux tiers la durée du traitement,* c'est-à-dire *la durée du séjour à l'hôpital ;*

3° *Dispenser même le soldat*, dans beaucoup de cas, *de ce séjour à l'hôpital*, qui est toujours fâcheux pour lui, en temps ordinaire, mais qui peut même lui devenir funeste en temps d'épidémie (1);

Tels sont, si je ne me suis point trompé dans l'interprétation des faits, les résultats que, dans l'immense majorité des cas, pour ne pas dire plus, on est en droit d'attendre de l'emploi du chlorate de potasse appliqué au traitement de la stomatite ulcéreuse, et qui me paraissent de nature à justifier l'introduction de ce sel dans la pharmacie militaire.

Mode d'administration. — Je n'ai rien changé à la formule de M. Blache, et, toujours jusqu'à présent, la dose de 4,0 de chlorate de potasse, renouvelée chaque jour, m'a suffi pour obtenir les résultats consignés dans mes observations. Chez deux malades seulement, j'ai donné six grammes, dans l'espoir que peut-être j'obtiendrais des effets plus prompts; mais il ne m'a pas paru que mon but eût été atteint. D'un autre côté, quelques observations publiées par

(1) Si l'usage du chlorate de potasse se généralisait dans l'armée, rien ne s'opposerait à ce que les hommes atteints de *stomatite ulcéreuse* restassent au quartier, et qu'après un séjour de quarante-huit ou soixante-douze heures à l'infirmerie, de quatre ou cinq jours même dans les cas les plus graves, ils reprissent une partie du service de la caserne, tout en continuant d'employer le médicament, autant que leur état l'exigerait ; le soulagement a toujours été si grand et si rapide, que bien des fois il m'a fallu insister pour que les hommes consentissent à rester à l'hôpital jusqu'à guérison complète.

M. Barthez (1) semblent prouver que, chez les enfants du moins, on peut obtenir des résultats tout aussi complets et tout aussi rapides avec des doses de beaucoup inférieures à celles qu'a employées M. Blache (0,60 au lieu de 3 et 4,0) ; mais, d'un autre côté, je remarque que dans les faits de M. Barthez les récidives ont été fréquentes, tandis que pour M. Blache l'absence de récidive est au contraire un des résultats les plus précieux de la médication de West (2) ; de telle sorte qu'en définitive, et jusqu'à démonstration nouvelle, c'est à la dose de 4,0 par jour qu'il convient, je crois, de s'en tenir, puisqu'elle a donné des résultats non pas plus rapides, mais plus durables. Au reste, il y a là une question de posologie très-intéressante, sur laquelle je ne suis pas encore en mesure de me prononcer, mais que j'étudierai, et qui fera l'objet, s'il y a lieu, d'une nouvelle communication. La question des récidives ne l'est pas moins sans contredit ; le temps et des recherches que je me propose d'entreprendre pourront seuls me permettre de me faire une opinion sur la valeur du chlorate de potasse à ce point de vue. Ce qui est certain, c'est que tandis que des malades traités par les cautérisations ont eu des récidives nombreuses (obs. VII, VIII, X), et à huit, douze ou quinze jours d'intervalle, aucun de ceux qui ont pris le chlorate de potasse n'est rentré, que je sache, à l'hôpital, et qu'en tous cas deux d'entre eux sont restés dans mes salles, l'un six semaines, l'autre deux mois après la guérison de la stomatite ulcéreuse, sans offrir la moindre apparence de récidive.

Ainsi que l'avaient fait précédemment MM. Herpin et Blache, j'ai administré le chlorate de potasse en dissolution dans une potion gommeuse simple ; mais il importe de faire remarquer que, ce sel étant peu soluble dans l'eau, il se déposerait au fond de la fiole si

---

(1) *Gazette des hôpitaux*, 14 juin 1855.
(2) Loc. cit., p. 124.

on n'avait pas le soin, lorsque le malade a pris à peu près la moitié de la potion, d'ajouter à ce qui reste une quantité d'eau équivalente. A l'Hôpital des Enfants, on n'a jamais négligé de prendre cette précaution ; mais il faut reconnaître que c'est là une pratique peu commode. Pour parer à cet inconvénient, M. Vial, pharmacien en chef de l'hôpital du Roule, que je ne saurais assez remercier, d'ailleurs, du concours actif et tout-à-fait obligeant qu'il a bien voulu me prêter en toute circonstance, et en particulier pour mes recherches sur l'emploi du chlorate de potasse, M. Vial a eu l'heureuse idée de préparer d'avance une solution qui contient 1 gramme de sel pour 20 grammes d'eau ; de sorte que la préparation, telle qu'on la donne au malade, se compose de : *potion gommeuse simple, 60,0; solution de chlorate de potasse, 80,0.* Recommandation est faite aux hommes de prendre cette potion en quatre doses, à trois heures d'intervalle, et en général ils se conforment à la prescription; mais il en est quelques-uns qui prennent la potion en deux doses; l'un d'eux l'a prise en une fois (obs. **V**), et n'a rien ressenti de particulier. A ce sujet, d'ailleurs, je dois dire qu'il m'est impossible de donner aucun renseignement sur les effets physiologiques du médicament. Les soldats analysent peu leurs sensations ; aucun ne paraît avoir perçu le goût métallique qu'un de mes malades de la ville a très-nettement senti ; aucun n'a remarqué d'augmentation dans la quantité d'urines rendues en 24 heures. Quant à l'augmentation de l'appétit, qui a été signalée par M. Blache comme très-manifeste chez ses petits malades, il est impossible de savoir à quoi s'en tenir sur ce point dans les hôpitaux militaires, attendu que le soldat, quelle que soit sa maladie et à quelque période de la maladie qu'il soit arrivé, demande invariablement chaque jour qu'on porte au double sa prescription alimentaire, depuis le bouillon jusqu'aux 3/4. — Ce que je puis affirmer en tout cas, c'est que pas un des malades qui ont pris le chlorate de potasse n'a ressenti à la suite le plus léger malaise, que pas un même n'a trouvé que le médicament fût désagréable à avaler. Or, on ne peut nier que, sous ce rapport, la médication par le chlorate ne soit encore de beaucoup préférable aux autres, qui ont toutes l'inconvénient d'être douloureuses, de laisser dans la bouche un goût insupportable, et de noircir ou même d'altérer les dents.

Une question du plus haut intérêt serait, sans contredit, celle de savoir comment agit le chlorate de potasse ; mais, en supposant que cette question soit d'une solution facile, ce dont je doute, il me semble que son étude se lie trop intimement à celle de la stomatite ulcéreuse prise dans son ensemble , pour qu'il soit possible de l'en séparer.

Cette étude générale, je tenterai de la poursuivre ; mais elle ne comprend pas seulement la partie descriptive de la maladie, pour laquelle je crois que les observations recueillies pendant plusieurs mois encore à l'hôpital me fourniraient des documents suffisants ; elle comprend en outre les recherches étiologiques qui peuvent seules conduire à déterminer nettement la nature de la maladie, et peut-être les moyens, sinon de la faire disparaître, au moins de la rendre plus rare. Mais ces recherches, ce n'est pas au lit du malade qu'on peut les faire d'une manière complète, car elles embrassent toutes les conditions hygiéniques, toute la vie du soldat, et ceux-là seuls, sans doute, pourraient s'y livrer avec fruit, qui vivent avec lui. Cependant, bien que placé dans des conditions défavorables sous ce rapport, je suis tout disposé à les entreprendre, et je considérerais comme une bonne fortune d'être autorisé à visiter dans ce but les casernes, les forts et les postes-casernes occupés, *intrà et extrà - muros*, par les régiments qui envoient leurs malades à l'hôpital du Roule ; j'y trouverais peut-être en même temps un moyen d'élucider la question des récidives.

Quoi qu'il en soit, et quel que puisse être le résultat

de ces recherches ultérieures, il n'y en a pas moins déjà un fait thérapeutique remarquable acquis à l'art, et je m'estimerais heureux si je pouvais, par ce travail, contribuer à introduire dans la médecine militaire l'usage d'un médicament que je crois appelé à y rendre d'incontestables services.

***

Avant même que j'eusse achevé de rédiger la note qui précède, de nouveaux cas de stomatite ulcéreuse avaient été reçus à l'hôpital du Roule; mais, pendant les derniers jours d'août, et surtout du 1ᵉʳ au 20 septembre, le nombre s'en est accru d'une manière extraordinaire. Ainsi, pendant cette période de trois semaines, j'ai compté, dans ma division seule, vingt-trois cas de stomatite ulcéreuse, et mon collègue M. Frémy en a reçu à peu près autant. J'ai donc pu, pour ma part, recueillir un grand nombre de faits; mais il serait sans utilité de les reproduire tous ici, par ce motif que, au point de vue du traitement, le seul que j'aie voulu aborder dans ce travail, ils ont, à très-peu d'exceptions près, offert la plus complète analogie avec ceux qui servent de base à ma note; je me bornerai à publier, comme appendice à celles qui précèdent, les observations qui m'ont paru de nature à mieux préciser encore la valeur thérapeutique du chlorate de potasse dans la stomatite ulcéreuse. Or, je crois que, sous ce rapport, les deux observations qui suivent méritent particulièrement de fixer l'attention, parce qu'elles font nettement ressortir, d'une part, l'insuffisance ou la lenteur d'action d'une substance qui rend de grands services dans la plupart des maladies de la muqueuse buccale, et, d'autre part, la prompte et complète efficacité du chlorate de potasse. Il s'agit, en effet, de deux soldats atteints de stomatite, l'un depuis neuf jours, l'autre depuis un mois, et qui, traités tous deux par les gargarismes aluminés, le premier pendant sept jours, et le second pendant onze jours, sans éprouver de soulagement bien notable, ont instantanément ressenti une amélioration extraordinaire, et ont été complètement débarrassés dans l'espace de cinq jours, sous l'influence du chlorate de potasse.

Observation XIII. — Salle II, n° 3 (Division des blessés).

Piederier, voltigeur de la garde, 24 ans, au service depuis trois ans, caserné à l'Assomption, d'une bonne santé habituelle, entre à l'hôpital pour la première fois depuis qu'il est au service, le 20 août; il y a neuf jours qu'en montant la garde, la nuit, il a senti subitement une douleur assez vive dans la bouche, au niveau des gencives. Au bout de deux jours, la joue gauche s'est tuméfiée, la salivation est devenue abondante et l'haleine fétide. Néanmoins, il a continué son service; aucun traitement n'a été employé.

21 août. — Peau chaude, sèche; visage exprimant la douleur; tuméfaction considérable de la joue gauche, surtout à la partie inférieure, et se continuant dans la région sous-maxillaire, où l'on sent deux ganglions volumineux et très-douloureux à la pression; la lèvre inférieure, un peu pendante, laisse écouler une salive abondante; l'haleine est d'une fétidité extrême; toute la muqueuse buccale est d'un rouge vif. A la face interne de la lèvre inférieure, on voit quatre ulcérations recouvertes d'un produit morbide semi-purulent et semi-membraneux, saignant au moindre contact, très-douloureuses au toucher, mais peu profondes. Les gencives supérieure et inférieure sont aussi le siège, au niveau des incisives et des canines, et seulement en avant, d'une ulcération à fond sanieux, qui n'a pas plus de trois millimètres de hauteur; enfin, en arrière, une ulcération profonde, à bords saillants et rouges, à surface

grisâtre piquetée de noir, occupe tout l'espace compris entre les deux dernières molaires supérieure et inférieure du côté gauche. Le malade n'a pas de sommeil depuis trois nuits, il n'a point d'appétit; la langue est limoneuse. Gargarisme émollient; limonade. — 22. Aucune modification dans l'état local; le malade dit souffrir davantage et n'avoir point dormi de la nuit. Gargarisme aluminé. — 23. Même état de la bouche; cependant le malade dit avoir un peu moins souffert et avoir dormi une partie de la nuit; *ut suprà*. —25. Les ulcérations de la lèvre ont un peu diminué d'étendue, mais sont toujours très-douloureuses au toucher; l'ulcération des gencives et celle du repli intermaxillaire sont dans le même état; seulement cette dernière a pris un meilleur aspect; le piqueté noir a disparu; le gonflement sous-maxillaire n'a pas changé; la salivation est un peu moins abondante et l'haleine d'une fétidité moins repoussante. Le malade souffre toujours et ne peut manger que des potages ou du pain ramolli; *ut suprà*. — 26. Rien de nouveau à gauche, mais le malade accuse une douleur vive à droite; et, en effet, je constate de ce côté, autour de la dernière molaire inférieure, la présence d'une ulcération qui se prolonge à un centimètre en avant sur la gencive; tuméfaction à peine sensible de la joue droite; les ulcérations labiales ont encore diminué d'étendue, mais restent douloureuses; *ut suprà.*—27. Etat stationnaire. M. Bonnafont prescrit le chlorate de potasse à la dose de 4,0.—28. Le malade annonce une très-grande amélioration; et, en effet, les ulcérations labiales ont disparu; les gencives, dont les ulcérations avaient seulement perdu un millimètre en hauteur, sont complètement guéries, et l'ulcération intermaxillaire est presque de niveau avec la muqueuse buccale; sa surface a pris la teinte rosée d'une plaie de bonne nature; le gonflement de la joue a considérablement diminué; la salivation et la fétidité sont beaucoup moindres; la douleur est presque nulle; à droite, pas de modification bien appréciable, si ce n'est le changement de couleur de l'ulcération gingivale, devenue rosée de grise qu'elle était; *ut suprà.* — 29. Cessation absolue de la douleur; l'ulcération de gauche se cicatrise en plissant la muqueuse saine à son pourtour; celle de droite a disparu sur la gencive et ne forme plus qu'un sillon de 2 millimètres autour de la dernière molaire; *ut suprà.* — 30. La cicatrisation marche; *ut suprà.* — 31. Le malade dit avoir souffert un peu cette nuit; le travail de cicatrisation ne semble pas avoir sensiblement marché depuis vingt-quatre heures; le malade demande qu'on lui redonne la potion qui, en effet, a été oubliée la veille; potion avec 4,0 de chlorate de potasse.

1er septembre. — Il ne reste plus qu'un point ulcéré autour de chacune des deux dernières molaires inférieures; *ut suprà.* — 6. Dès le 2, la cicatrisation était complète, et le chlorate a été continué jusqu'au 5 dans la pensée que l'usage prolongé du médicament pourrait prévenir plus sûrement une rechute. Le malade sort parfaitement guéri.

Observation XIV. — Salle II, n° 11 (Division des blessés).

Bayet, fusilier au 90°, 22 ans; bonne santé habituelle, au service depuis un an, a passé plusieurs mois au camp de Boulogne; caserné rue Verte; a mal à la bouche depuis un mois; se rappelle avoir éprouvé du malaise dans les premiers jours, avec perte d'appétit; la gorge a été douloureuse; deux cautérisations avec la pierre n'ont produit qu'un soulagement momentané. Entre au Roule le 27 août. — 28. État général satisfaisant, apyrexie complète; gonflement sous-maxillaire du côté gauche; ganglion volumineux et douloureux à la pression, salivation abondante, haleine fétide; le malade se plaint de souffrir et d'avoir un horrible goût dans la bouche. Une ulcération large d'un centimètre et demi, à bords élevés, rouges, présentant une surface grise, sanieuse, saignante, sans fausse membrane et sans bourbillon purulent, occupe, à gauche, tout l'espace compris entre les deux dernières molaires supérieure et inférieure, et s'étend à deux centimètres en avant sur la paroi buccale; gargarisme émollient.— 30. Le malade se plaint de souffrir davantage; pas de changement dans l'aspect de l'ulcération; *ut suprà*.

1er septembre. Bien qu'on se soit borné à l'emploi des gargarismes émollients, il y a aujourd'hui un peu d'amélioration: les douleurs sont moins vives; l'ulcération s'est un peu détergée; la fétidité de l'haleine est moins prononcée; mais l'engorgement ganglionnaire et la salivation persistent; gargarisme aluminé. —4. Etat stationnaire. En résumé, le malade souffre moins et l'état local s'est amélioré; mais il y a toujours assez de douleur pour que cet homme ne puisse manger que du côté droit ; la salivation persiste, et l'engorgement ganglionnaire n'a pas sensiblement diminué.—7. Pas de modification; M. Bonnafont prescrit la potion au chlorate de potasse et les gargarismes émollients.— 8. La physionomie du malade a complètement changé; elle a perdu cet air chagrin qu'elle avait conservé jusque-là, moins à cause de la violence de la douleur qu'à cause de sa persistance et de sa continuité. Lorsque je l'aborde, le malade me dit que dès hier soir *il a senti son mal couler, comme si on le lui avait enlevé avec la main;* et en effet l'ulcération s'est rétrécie de moitié et a complètement changé d'aspect; *ut suprà*.— 9. L'ulcération intermolaire a complètement disparu; celle de la paroi buccale s'est encore considérablement rétrécie, et la muqueuse qui l'entoure est comme plissée par le travail de cicatrisation; le fond de l'ulcération est rosé; le malade a mangé hier sans la moindre difficulté; *ut suprà*.— 10. On ne voit plus, à la place de l'ulcération pariétale, qu'une petite tache rosée; la cicatrisation est complète; *ut suprà*.—11. Le malade sort complètement guéri.

Ces deux faits me paraissent très-concluants, car l'action du chlorate de potasse s'y montre de la manière la plus évidente. Mais il n'en est pas toujours de même, et, je me hâte de le dire, l'infaillibilité de ce médicament n'est pas absolue. Ainsi, chez deux soldats que j'ai observés pendant le mois de septembre, et qui étaient atteints tous deux d'une stomatite ulcéreuse des parois, c'est-à-dire de la variété la moins rebelle d'ordinaire, le chlorate, après avoir produit, dans l'espace de 48 heures, une amélioration des plus sensibles, est resté ensuite sans action sur le travail de cicatrisation; les deux malades, il est vrai, avaient cessé de souffrir; et, six ou sept jours après leur entrée, demandaient instamment à quitter l'hôpital. Mais ce résultat était insuffisant pour moi; je refusai la sortie, et, au dixième jour pour l'un, au huitième jour pour l'autre, je portai la dose du chlorate de potasse à six grammes. Immédiatement les ulcérations se modifièrent, et au bout de cinq jours l'un des deux malades put sortir complètement guéri; chez le second, au contraire, le travail de cicatrisation reprit ses allures traînantes et ne s'acheva que dix jours plus tard. J'ai cherché avec le plus grand soin, dans les antécédents, dans l'état général actuel de ces deux soldats, dans leur constitution, dans l'état de leurs dents, de leurs gencives, la raison d'être de cette résistance à l'action du chlorate de potasse, et je n'ai rien trouvé qui pût m'expliquer cette anomalie.

Chez un autre soldat, qui est encore en ce moment dans mes salles, et dont la stomatite ulcéreuse, après s'être profondément modifiée durant les trois premiers jours, s'est montrée ensuite très-rebelle à l'influence du chlorate, porté cependant à la dose de 6.0, la plénitude du pouls m'a paru fournir une indication trop précise pour que je ne dusse pas aider à l'action, trop lente dans ce cas, du sel de potasse, par le régime et au besoin par un traitement général; j'ai donc diminué la quantité d'aliments, réduit des deux tiers la portion de vin, prescrit un laxatif, puis bain, et l'amélioration qui a suivi cette modification dans le régime et dans le traitement a prouvé que j'étais dans le vrai en attribuant la lenteur du travail de cicatrisation à une alimentation relativement trop copieuse et trop stimulante.

Je n'ai pas besoin de faire remarquer combien ces trois derniers faits sont importants : ils nous apprennent en effet, d'abord, que, contrairement à l'opinion émise par moi dans la première partie de ce travail, la dose de 4,0 de chlorate de potasse peut être quelquefois insuffisante ; ils nous montrent encore que, même à une dose plus élevée, l'action du sel peut, à une époque très-variable sans doute, se trouver plus ou moins complètement enrayée par un état général dont la nature et les manifestations diverses devront nécessairement fournir des indications diverses aussi ; et, par conséquent, ils prouvent que le traitement de la stomatite ulcéreuse ne peut, pas plus que celui d'aucune autre maladie, se réduire à l'emploi d'une formule banale indifféremment applicable à tous les cas. Mais, en définitive, il n'y a là rien de nouveau, rien qui doive surprendre, et ce serait, en vérité, se montrer bien exigeant que de demander au chlorate de potasse, dont la spécificité est au moins discutable, plus qu'on ne demande aux agents thérapeutiques dont la spécificité est aujourd'hui le mieux établie, et dont l'efficacité est bien souvent subordonnée, cependant (le sulfate de quinine et l'arsenic nous en fournissent des preuves), soit au régime, soit à l'emploi préalable ou simultané d'un traitement propre à modifier l'état des fonctions digestives. Il est d'ailleurs un fait bien remarquable, qu'on ne doit pas perdre de vue, et sur lequel j'insiste, c'est que dans tous les cas, dans ceux-là même où l'action curative du chlorate de potasse a été incertaine, le médicament a eu pour effet constant et immédiat de dissiper la douleur et de diminuer la salivation ainsi que la fétidité de l'haleine, quand il ne les a pas fait complètement disparaître : je ne trouve dans mes observations aucune exception à cette règle, et je suis heureux de pouvoir ajouter que celles de mon collègue et ami M. Frémy sont de tout point conformes aux miennes.

Voici la note qu'a eu l'obligeance de me donner M. Frémy, qui, chargé comme moi d'une division de fiévreux à l'hôpital du Roule, a vu aussi un très-grand nombre de stomatites ulcéreuses, et les a traitées presque toutes par le chlorate de potasse (1).

« Trente-quatre malades ont été traités par le chlo-
« rate de potasse, à la dose de 4,0. Sur ce nombre,
« neuf étaient affectés de stomatite ulcéreuse des
« parois avec gonflement de la joue, salivation consi-
« dérable, fétidité de l'haleine et légère réaction fé-
« brile. Chez tous il y a eu, dès le lendemain, une
« amélioration remarquable, et, chez sept, guérison
« avec cicatrisation complète du troisième au qua-
« trième jour. Les deux autres, dont la stomatite ulcé-
« reuse se compliquait d'accidents scorbutiques bien
« caractérisés, ont guéri plus lentement ; mais chez
« tous deux l'emploi un peu persistant du chlorate
« a paru amener une guérison du scorbut beaucoup
« plus rapide que la gravité des symptômes n'avait
« permis de l'espérer (2). Les heureux effets du
« chlorate ont été frappants, surtout chez l'un de ces
« deux malades, qui avait eu des hémorrhagies in-
« testinales.

« Dans les premiers jours de septembre, vingt-

---

(1) Depuis le mois de mai, j'ai constamment mis à la disposition de M. le pharmacien en chef une quantité de chlorate de potasse suffisante pour les besoins des différents services du Roule.

(2) Voy. l'observation VI, dans la première partie de ce travail. Les heureux résultats que j'avais obtenus dans ce cas m'avaient fait espérer que le chlorate de potasse réussirait bien dans le scorbut ; mais cette espérance ne s'est pas réalisée. Toutefois, je dois dire que mes essais ont été trop peu nombreux pour me permettre de conclure d'une manière définitive ; les deux faits observés par M. Frémy justifieraient, au contraire, de nouvelles expérimentations.

« deux malades atteints de gingivite ulcéreuse sont
« entrés dans la première division ; ils étaient pour
« la plupart traités depuis six semaines (à la caserne
« de la rue Verte) par les astringents et les caustiques,
« sans amélioration sensible. Sous l'influence du
« chlorate de potasse, l'amélioration a été moins
« rapide que dans les sept cas de stomatite ulcéreuse,
« mais néanmoins tous ces malades sortaient de l'hô-
« pital au bout de huit jours parfaitement guéris ; ils
« avaient d'ailleurs pris simultanément la tisane
« amère, le suc de cresson et le vin anti-scorbutique.
    « Enfin, dans trois autres cas isolés de gingivite
« ulcéreuse avec accidents scorbutiques, la guéri-
« son a été plus tardive. »

Dans la première partie de mon travail, j'ai dit
que si l'emploi du chlorate de potasse se généralisait dans l'armée, on pourrait, dans le plus grand
nombre des cas, éviter aux soldats atteints de stomatite ulcéreuse sans complication, le séjour de
l'hôpital, séjour, ai-je ajouté, qui est toujours fâcheux,
même en temps ordinaire, mais qui peut devenir funeste en temps d'épidémie ; et les faits n'ont pas tardé
à justifier mes appréhensions : deux soldats entrés au
Roule pour une gingivite ulcéreuse des plus simples
ont été atteints dans les salles par l'épidémie cholérique ;
tous deux s'en sont bien tirés, il est vrai, mais chez
l'un d'eux la secousse a été assez grave pour qu'aujourd'hui, près de deux mois après l'attaque, je ne
puisse encore le renvoyer à son corps et que je sois
obligé de le proposer pour un congé de convalescence.
    Je n'ai donc rien à changer, en définitive, aux
conclusions de mon travail, et je persiste à croire que
l'introduction du chlorate de potasse dans la pharmacopée militaire serait une mesure féconde en résultats
heureux.

www.ingramcontent.com/pod-product-compliance
Ingram Content Group UK Ltd.
Pitfield, Milton Keynes, MK11 3LW, UK
UKHW021142140726
13695UKWH00005B/1927